AF466531

# DU TRAITEMENT

DES

# FIÈVRES INTERMITTENTES

## EN ALGÉRIE

et principalement

## DE L'ADMINISTRATION DU SULFATE DE QUININE

DANS CES FIÈVRES

**Mémoire couronné par la Société de Médecine d'Alger au concours de 1849**

**PAR LE Dr E.-L. BERTHERAND**

Chirurgien Aide-Major de 2e classe, attaché au Bureau des Affaires arabes d'Alger, Membre titulaire de la Société de Médecine de la même ville, Correspondant des Sociétés Médicales d'Émulation de Paris et de la Flandre occidentale, de la Société des Sciences médicales et naturelles de Bruxelles, de la Société Orientale, algérienne et coloniale de France, etc.

*Vivo et scribo in aëre africano.*

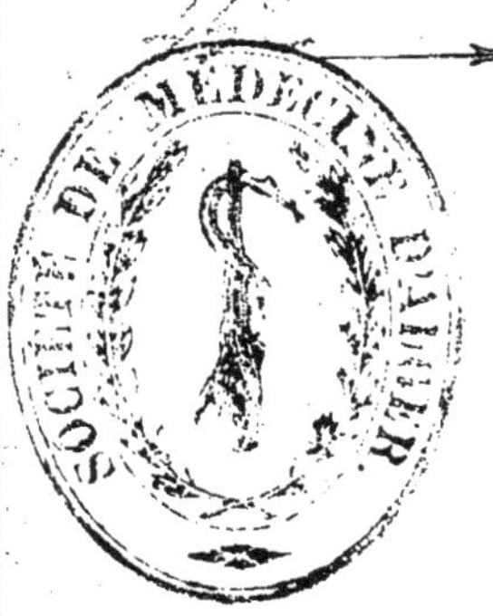


ALGER

IMPRIMERIE DU GOUVERNEMENT

1850

259

# DU TRAITEMENT

DES

# FIÈVRES INTERMITTENTES

EN ALGÉRIE

Te 151
83

# DU TRAITEMENT

DES

# FIÈVRES INTERMITTENTES

## EN ALGÉRIE

et principalement

## DE L'ADMINISTRATION DU SULFATE DE QUININE

DANS CES FIÈVRES

**Mémoire couronné par la Société de Médecine d'Alger**
**au concours de 1849**

BIBLIOTHÈQUE NATIONALE R.F. IMPRIMÉS

DON N° 25,990 MINISTÈRE de l'Instr. Publ.

**PAR LE D^r^ E.-L. BERTHERAND**

Chirurgien Aide-Major de 2e classe, attaché au Bureau des Affaires arabes d'Alger,
Membre titulaire de la Société de Médecine de la même ville, Correspondant
des Sociétés Médicales d'Émulation de Paris et de
la Flandre occidentale, de la Société des Sciences médicales et naturelles de Bruxelles, de
la Société Orientale, algérienne et coloniale de France, etc.

*Vivo et scribo in aëre africano.*

ALGER
IMPRIMERIE DU GOUVERNEMENT
1850

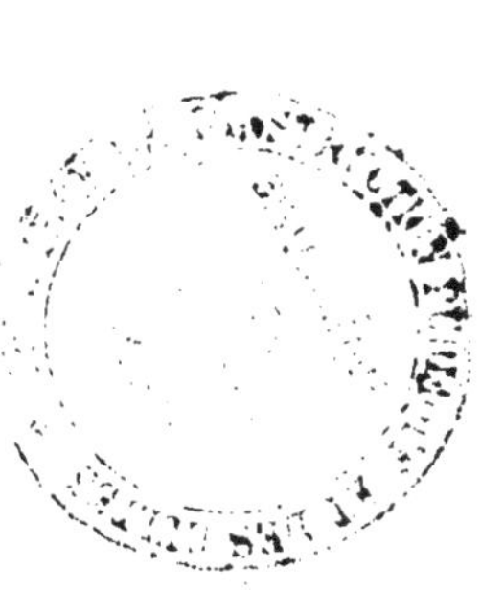

# DU TRAITEMENT

## DES

# FIÈVRES INTERMITTENTES

## EN ALGÉRIE

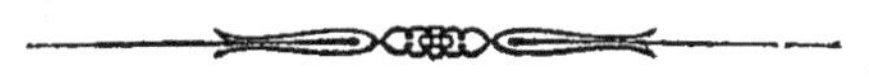

*Vivo et scribo in aëre africano.*

## § I.

### Préliminaires.

En fesant un nouvel appel à l'expérience de tous les membres du corps médical de l'Afrique, au sujet de la thérapeutique des fièvres intermittentes qui règnent dans cette colonie, la Société de médecine d'Alger a donné la preuve la plus intime de son dévouement aux intérêts sacrés et de la science et de la population qui accomplit chaque jour, sur le sol de cette nouvelle France, l'œuvre sublime de la civilisation.

L'affection dont il s'agit est, en effet, une de celles qui en déciment au plus haut degré les habitans civils et militaires.

Chercher à faire naître au grand jour les considérations thérapeutiques qui s'y rattachent, c'est aplanir les difficultés d'un acclimatement que l'*endémicité* de ces mêmes fièvres intermittentes a fait, en grande partie, regarder comme presqu'impossible par quelques esprits sans doute trop précipités.

Heureusement que les bienfaits d'une hygèine publique, enseignée et recommandée dans chaque localité par des Commissions de santé, ont fait déjà, et feront plus que jamais, ouvrir les yeux de la population sur les causes majeures d'insalubrité générale, d'autant plus que ces inspections sanitaires ont eu pour premier résultat l'observance mieux entendue des plus importans principes de l'art de préserver l'organisme de l'atteinte des causes pathogéniques.

De là, d'une part, l'immense, l'incalculable avantage de conserver à la France les bras qui défendent sa conquête, fouillent la fécondité du sol et travaillent sans relâche à la constitution morale, industrielle, commerciale du pays.

De là, d'un autre côté, l'irrécusable influence de la médecine dont l'appui humanitaire est indispensablement lié à l'installation, comme à la durée, au développement, à l'avenir de toutes les grandes questions d'émigrations, d'implantations nationales.

Et d'ailleurs, l'art de guérir reçoit le plus heureux contre-coup des établissemens coloniaux sous des latitudes différentes : il y trouve aussi sa large part de progrès.

Depuis plusieurs années principalement, l'histoire étiologique et thérapeutique des fièvres intermittentes est à l'ordre du jour, à Paris notamment.

C'est aux médecins de l'Algérie, plus heureusement placés que leurs confrères de France pour observer sur le vaste théâtre de cette manifestation pathologique, qu'il appartient de fournir à la solution d'un aussi important sujet, des matériaux sérieux et surtout positifs.

Déjà grand nombre de publications intéressantes à cet égard ont vu le jour en Afrique ; mais il est permis de penser que tout n'a pas encore été dit.

Pour mon propre compte, placé dans des conditions diverses d'observation, depuis mon arrivée en Algérie, je crois être parvenu à quelques résultats qui ne paraîtront sans doute pas dénués d'intérêt. A leur sujet, je consigne ici quelques extraits d'un mémoire récemment adressé à la Société des sciences médicales et naturelles de Bruxelles, et auquel cette Société vient d'accorder une mention honorable au concours de 1849 :

« Pénétrons un instant dans les établissemens hospitaliers.
» Voyez ces physionomies pâles, livides, qu'animent avec peine
» les forces épuisées de ces corps amaigris ; car, ici, la moindre
» cause pathologique terrasse et foudroie. Ce sont autant de
» victimes de la dyssenterie, de la diarrhée, de la fièvre inter-
» mittente, etc., affections principales qui résument, avec leurs
» variétés et leurs complications, les types constants du cadre
» nosologique de l'Algérie.

» ..... Ne vous attendez pas à rencontrer fréquemment de ces
» états franchement inflammatoires, de ces expressions morbides
» violemment phlegmasiques, si je puis m'exprimer ainsi, comme
» les climats plus septentrionaux en offrent de si communs
» exemples. Non, la physionomie des affections est ici toute diffé-
» rente. Les accidents débutent brusquement, comme ils s'arrê-
» tent brusquement aussi ; leur marche, leur développement
» ont quelque chose de spécial, de saccadé, de capricieux en
» un mot. Toutes ces hypérémies que nous avions l'habitude de
» voir peu-à-peu métamorphosées en inflammations aiguës, ne
» consistent guère, dans cette nouvelle zône, qu'en congestions
» passives plus ou moins fortes.

» Tout trahit, dans ces manifestations morbides, l'atteinte vio-
» lente portée au système nerveux par le Protée pathologique
» dont la nature réelle nous échappe, et l'on se sent bientôt in-
» vinciblement amené à voir un génie en quelque sorte inter-
» mittent, intimement imprimé au cœur de toutes les affections.

» ....... Notre conviction aujourd'hui est que l'Algérie nous
» apparaît comme la terre pour ainsi dire classique du principe
» intermittent généralisé, et le sulfate de quinine comme l'arme
» indispensable pour combattre ses manifestations variées.

» ....... Que l'on se reporte au tableau que nous avons tracé

» ci-dessus du contraste de la température du jour et de celle » des nuits, ne trouvera-t-on pas dans cette périodicité naturelle » et constante d'influences extrêmes auxquelles l'organisme est » quotidiennement exposé, de quoi suffisamment expliquer, faire » concevoir la tendance pour ainsi dire obligatoire à l'intermit- » tence, des maladies propres à un pareil climat, etc. ? »

## § II.

### Considérations étiologiques sur la fièvre intermittente en Algérie.

Tout en nous efforçant de ne pas abandonner le sens éminemment pratique de la question posée dans ce concours, nous ne saurions cependant nous empêcher de donner quelques lignes à plusieurs points d'étiologie et de classification, qui nous semblent indispensables pour servir de base à une saine interprétation des phénomènes symptomatiques et des indications pratiques qui en découlent.

Or, que voyons-nous à ce sujet dans les traités, mémoires, discussions académiques ?

Pour les uns, c'est une hypérémie de la rate qui cause les accès des fièvres intermittentes ;

Pour les autres, une altération du sang par intoxication miasmatique ;

Pour ceux-ci, les influences combinées d'une haute chaleur et de l'humidité ;

Pour ceux-là, l'habitude physiologique du système nerveux à répéter certains actes périodiques ;

Pour d'autres, une affection purement névroténique ou bien irritative du système nerveux, etc.

Certes, pour celui qui a observé les fièvres intermittentes, dans des conditions topographiques diverses en Algérie, il y a du vrai dans la plupart de ces opinions, et il ne faudrait pas plus les rejetter unanimement qu'admettre l'une d'entr'elles à l'exclusion des autres. En effet, quelle vaste lice ouverte aux sévérités de la critique, quand on veut adapter aux faits l'essence même des théories différentes des auteurs !

Que signifie la dénomination de fièvre lymnhémique imposée aux fièvres intermittentes observées dans les localités marécageuses, puisqu'elle peut tout aussi bien s'appliquer aux autres fièvres nées dans ces mêmes localités, et que d'un autre côté il n'y a pas que les foyers paludéens qui fournissent des fièvres périodiques ?

Et la splénopathie, l'hypersplénotrophie ? La fièvre splénique ? Où trouver dans ces termes un sens pratique, une vérité étiologique, quand on voit journellement des fièvres intermittentes sans coïncidence d'affection de la rate ; quand cette complication, observée exceptionnellement au début de ces fièvres en Algérie, ne consiste qu'en un simple état hypérémique, bien loin de l'hypertrophie, comme le prouve la facilité de sa disparition ?

Et dans la fièvre typhoïde, par exemple, où la rate est altérée dans son volume, sa structure, avez-vous de constans accès de fièvre intermittente ?

Il est vrai que M. Piorry ajoute : « Il faut souvent s'en prendre à l'observateur lui-même, lorsqu'il n'a pas constaté *cette hypertrophie.* » N'en déplaise à ce savant médecin dont le talent de percussion est incontestable, nous croyons ce moyen parfaitement applicable par tous ses confrères. Il suffit d'un peu d'habitude, pour tirer de cette manœuvre diagnostique des renseignemens certains et irrécusables.

Et l'altération du sang, cette base de la théorie de l'intoxication paludéenne, qui l'a démontrée ?

Comment admettre que le type de la fièvre soit proportionné à la dose du miasme absorbé, quand il suffit assez souvent d'une dose ordinaire, et parfois de la légère augmentation de quelques décigrammes de quinine, pour combattre des cas plus ou moins graves, de type différent?

Et le mutisme de l'anatomie pathologique? Dans la majorité des cas (je parle des cas simples, des fièvres intermittentes récentes), à peine quelques congestions des viscères abdominaux, en particulier la rate tuméfiée, ramollie, etc.?

Et quant aux traces d'*inflammation* ou d'irritation de l'axe cérébro-spinal, a-t-on tenu toujours compte des dégâts cadavériques?

Comment comprendre dans la catégorie des fièvres intermittentes, des affections qui n'offrent point d'état fébrile, les fièvres *larvées*, par exemple?

Comment, pour être logique, n'a-t-on pas admis également dans leur cadre, les maladies qui offrent des symptômes caractérisés par la même périodicité, telles l'infection purulente, les suppurations viscérales, certains accidens des opérations sur les voies urinaires, certaines affections nerveuses, l'état fébrile particulier qui accompagne la consomption, les névralgies, la première période de la tuberculisation pulmonaire, etc.?

Pourquoi encombrer l'histoire des fièvres intermittentes de toutes ces divisions de rémittentes, de pseudo-continues (1), et même de pernicieuses, dont Alibert a eu le courage de décrire vingt formes! Le fond de toutes ces variétés, leur étiologie, ne sont-ils pas toujours les mêmes; n'impliquent-elles pas, dans presque tous les cas, le même traitement, à savoir, l'administration du quinquina avant tout, puis le traitement des complications individuelles et viscérales?

Les pseudo-continues ne doivent-elles pas leur aspect particulier (exacerbations plus fréquentes) à la présence de lésions viscérales, organiques, concommitantes? La perniciosité des

(1) Sans parler de l'hybridité grammaticale de l'expression.

fièvres périodiques, est-elle donc autre chose qu'un degré plus élevé de gravité, qu'un mode de terminaison particulier?

Sans décrire minutieusement, sous le titre *spécial* de variétés particulières, toutes les nuances d'expression symptomatique, ne peut-on donc laisser à la sagacité du praticien, au tact médical, le soin d'analyser et d'apprécier les incidens variés qui, marqués au coin du tempérament du malade, viennent se jeter à la traverse des signes et de la marche des affections?

Non : pour tout observateur attentif, qui ne se paie pas d'un mot en face des indications thérapeutiques, la fièvre intermittente ne peut mériter le nom de *fièvre :*

1° Parce que les accès sont assez rarement précédés des phénomènes avant-coureurs généraux qui signalent le début de toutes les maladies fébriles proprement dites;

2° A cause du fait même de leur intermittence, caractère incompatible avec celui de la continuité des symptômes des pyrexies;

3° Parce que les travaux d'hématographie pathologique n'ont encore démontré aucune altération primitive du sang propre aux fièvres périodiques (1);

4° Parce que l'anatomie pathologique qui nous montre en

---

(1) Dans tous les cas où le sang a été examiné, soit qu'il fût tiré dans l'accès, soit qu'il le fût dans l'apyrexie, on n'a obtenu que des résultats négatifs. (M. Andral et Gavarret, séance de l'Académie des Sciences, du 3 août 1840.)

MM. les docteurs Léonard et Foley (*Recherches sur l'état du Sang, dans les Maladies endémiques de l'Algérie*, 1846) paraissent être arrivés à des résultats analogues, si l'on en juge d'après leurs conclusions, dont voici les principales : 1° la fibrine se maintient dans ses proportions physiques au début de la maladie; ... 3° le passage de l'intermittence à la rémittence, à la continuité et à la forme pernicieuse, ne fait point élever ni descendre ses quantités d'une manière appréciable ou constante ; .... 7° le chiffre des globules n'augmente qu'exceptionnellement : ils tendent à rester stationnaires ou à diminuer, etc.

général un assez grand nombre d'organes simultanément atteints dans les fièvres ne révèle au contraire que des altérations limitées dans les fièvres intermittentes, notamment dans les cas les plus graves ;

5° Parce que les symptômes de ces maladies d'accès ne sont point au début généralisés dans l'économie, comme dans les fièvres ;

6° Parce que les phénomènes divers qui caractérisent les stades ne laissent *souvent* aucune trace dans les organes d'un accès à l'autre, souvent même disparaissent complètement ( M. Nepple ) ; tandis que dans les fièvres, les lésions qui produisent, accompagnent, entretiennent ou suivent le mouvement fébrile, subsistent simultanément plus ou moins longtemps ;

7° Parce que les fièvres ont pour caractère spécial, la contagiosité, et que les fièvres intermittentes nous en paraissent complètement dépourvues.

En résumé, à notre avis :

1° La rapidité d'attaque des phénomènes des accès ;

2° Le trouble spécialement porté sur la calorification ;

3° La prompte disparition des accidens qui composent les trois stades ;

4° L'intermittence ;

5° L'essence capricieusés des exacerbations paroxystiques ;

6° Le silence à peu près complet des lésions cadavériques, surtout dans les cas graves ;

7° La rapidité avec laquelle l'antipériodique, par excellence, *coupe* ou diminue le plus souvent les accès, sans que l'on ait eu d'abord égard aux contr'indications apparentes fournies par la langue, le pouls, la céphalalgie, etc. ;

8° L'identité de traitement des fièvres périodiques avec les névralgies ;

9° L'efficacité du même médicament ( quinquina ), dans les formes variées des fièvres intermittentes, etc.

Ces considérations principales, en un mot, nous amènent à ne voir dans ces fièvres, dites intermittentes, qu'une lésion du système nerveux, difficilement localisable quant à nos connaissances actuelles, mais facilement justifiable par la nature des causes qui les produisent et les symptômes qui les caractérisent.

Nous préférons nous en tenir à ce simple énoncé que de risquer d'errer dans le vide de l'hypothèse ; et notre opinion, en simplifiant nettement la question théorique, nous semble prêter une heureuse influence au côté thérapeutique, puisqu'elle met sans cesse en relief la nature constante, principale du mal, à côté de laquelle se trouve toujours le remède héroïque (le quinquina), et qu'elle ne donne aux formes particulières d'aspect de la maladie que la valeur d'une complication plus ou moins sérieuse fournie par la constitution particulière des individus, comme on en rencontre dans toutes les maladies, ainsi que le prouve l'expérience.

« Qu'est l'observation, dit Bichat, si on ignore là où siége le mal ? »

Si donc nous avons conservé, dans tout ce qui précède, le nom de *fièvre* intermittente, c'est par simple respect pour les termes de la question officiellement posée par la Société de Médecine.

Avant de passer au développement des considérations thérapeutiques de l'affection qui fait l'objet de ce mémoire, je crois convenable, pour en terminer avec son étiologie, de dire quelques mots d'une particularité qu'elle m'a paru présenter sous ce dernier point de vue :

Depuis mon séjour en Algérie, j'ai observé quatre cas de fièvre intermittente *traumatique*, trois chez des gendarmes de la légion d'Alger, le quatrième chez un arabe. Chez tous, l'accès, absolument semblable à celui des fièvres périodiques ordinaires, fut déterminé par des chutes, soit de cheval, soit dans des escaliers. L'un tomba sur le côté *droit* de l'abdomen, les autres sur les bras, sur le genou. Chacun d'eux avait eu *les fièvres* à une époque assez éloignée, mais en avait été parfaitement débarrassé. Avant comme après la chute, aucune douleur, tension, tumeur, pesanteur dans l'hypochondre gauche ou droit, ne fut signalée dans les renseignemens donnés par les malades et à la suite de la percussion. Il n'y eut point de complications du côté du tube digestif, ni de la tête. Des contusions sur divers points du corps ont seules formé le cortége concommitant de la maladie, qui se borna à quelques accès, grâce à l'intervention du sulfate de quinine et de grands bains tièdes.

La commotion de l'arbre nerveux ne saurait-elle pas suffisamment expliquer la naissance de ces quatre cas de fièvre intermittente? Ces faits peuvent être rapprochés du cas de splénopathie intermittente et également d'origine traumatique, cité par M. Piorry.

Il était intéressant de savoir si ces névropathies intermittentes traumatiques étaient susceptibles de se composer de plusieurs accès, et si elles comportaient également l'urgence du traitement appliqué aux autres fièvres périodiques, mais d'origine différente. Chez le premier des malades observés à Alger, je ne prescrivis aucun antipériodique (1). L'apparition d'un second accès complet me prouva la nécessité d'administrer le sulfate de quinine. Effectivement, pour ce malade, comme pour ceux que j'eus occasion de voir ultérieurement dans les mêmes conditions, le quinquina réussit à merveille.

Maintenant que nous avons émis les considérations qui nous ont amené à remplacer la dénomination de fièvres intermittentes, funeste, à notre sens, pour le côté thérapeutique, nous ap-

(1) Le quinquina est, rigoureusement parlant, non pas un antipériodique, mais bien un *tonique* du système nerveux. Il ne saurait avoir d'influence directe sur la périodicité, simple manifestation symptomatique de la lésion fonctionnelle de cette grande sonrce vitale, et ne peut évidemment agir que sur le foyer même de l'innervation, troublé dans sa modalité normale.

pellerons dorénavant ces fièvres des *névropathies périodiques*, dans le cadre desquelles les affections dites larvées nous paraissent devoir trouver une place méritée, si ce n'est la première.

## § III.

### Du traitement des névropathies intermittentes de l'Algérie en général.

Le traitement des névropathies intermittentes de l'Algérie comprend trois séries de moyens bien distincts, ayant pour but, les uns de préserver de l'atteinte de la maladie; — les autres, de la guérir; — les derniers, de garantir de ses nouvelles attaques.

#### Moyens Préservatifs.

Le meilleur moyen préservatif des principes pathogéniques, consiste à mettre l'organisme dans les conditions voulues pour résister à leur action.

C'est à l'hygiène que revient le rôle précieux de faire connaître les circonstances dans lesquelles l'homme doit se placer pour échapper à l'atteinte de ces causes, soit au point de vue public, soit au point de vue particulier. L'influence heureuse de l'application de cette branche importante de nos connaissances médicales ne saurait être mise en doute quand on réfléchit aux bienfaits répandus de tous côtés par elle sur cette terre africaine, abandonnée aux causes délétères par ses barbares habitans, qui ont manqué à la nature même et aux devoirs sacrés de l'humanité, en condamnant à l'état sauvage ou inculte une grande partie de cet antique grenier de Rome!

Bien des localités algériennes ( Bouffarick, Bône, Le Fondouck, Staouéli, etc. ) ne méritent plus aujourd'hui la réputation d'insalubres qu'elles s'étaient attirée lors de leur occupation, et la grande diminution des névropathies intermittentes qui en décimaient la plupart, prouve de la manière la plus éloquente l'influence prophylactique des bonnes conditions hygiéniques (1).

Le voisinage des marais, dont plusieurs ont eu à souffrir, n'a pu être passé sous silence dans le dénombrement de leurs causes d'insalubrité. Que d'exemples analogues dans la géographie médicale des nations! A Rutland, la phtisie était pour ainsi dire inconnue jusqu'au moment où un marais voisin fut desséché ; dès lors les fièvres intermittentes disparurent. Le marais fut rétabli, alors la phtisie fit place au retour des fièvres intermittentes (M. Boudin ). Depuis les travaux entrepris dans les marais Pontins, d'après les ordres de Pie VI, il y a eu en dix ans ( de 1801 à 1811 ), un seizième de moins dans les décès, etc.

Ainsi donc, les marais doivent être desséchés et de préférence avec les machines ( syphons, etc. ) dont l'hydraulique dispose à cet effet. On supprimera toutes les voies de communication qui alimentent les amas d'eau stagnantes, soit en opposant des digues à leur invasion, soit en leur creusant des lits de plus en plus étroits et peu profonds, de manière à les sécher promptement par une vaste évaporation.

Comme une trop grande sécheresse devient aussi nuisible qu'une humidité extrême, il est urgent de surveiller les déboisemens dont les moindres effets sont de priver d'une masse d'eau si nécessaire pour l'agriculture, et d'enlever ainsi un immense débouché à l'électricité qui surcharge alors la masse atmosphérique et exerce ensuite sur l'économie animale l'influence funeste d'un air trop sec.

Notons encore que l'absence des plans élevés et touffus des forêts laisse aux vents une complète liberté d'action, et que la température locale n'en devient que plus variable.

Les irrigations, telles que la culture les exige, ont besoin d'être

(1) Voir, à ce sujet, le mémoire de MM. Foley et Martin *sur l'Acclimatement et la colonisation en Algérie* (1848).

attentivement dirigées, par les fortes chaleurs, et pour peu que le terrain soit sablonneux, vaseux. Je les ai vues parfois donner lieu à un dégagement *miasmatique* d'autant plus prononcé, que l'évaporation était favorisée par la lenteur du cours des eaux.

C'est par le même mécanisme que le lit des rivières un peu considérables, tourmenté par l'aflux incessant et l'impétuosité des torrents fournis par les montagnes voisines, ne tardant pas à perdre sa configuration habituelle, variant annuellement, s'étendant ici, se resserrant là, plus loin s'élargissant au point de laisser à nu, à la fin de la saison des pluies, de nombreuses nappes d'eau chargées de détritus organiques souvent en contact prolongé avec des matières salines, devient un vaste foyer d'insalubrité permanente (1), soit à titre de voisinage, soit à titre d'eau de boisson (2), quand il y a impossibilité d'en trouver d'autre dans les environs. La surface de ces rivières sinueuses supporte généralement une assez forte colonne de vapeurs humides qui rendent l'habitation de leurs bords bien dangereuse.

Si des défrichemens, des terrassemens, des travaux de canalisation sont entrepris, les hommes ne doivent y travailler que quand la fraîcheur du matin est complètement dissipée et que jusqu'au moment où celle du soir ne tardera pas arriver. Ces instants du jour où la température est fraîche et basse rentrent dans la catégorie des conditions atmosphériques qui agissent défavorablement sur le système nerveux. L'emploi régulier et méthodique d'une certaine dose de sulfate de quinine, à titre de moyens préventifs, et l'usage d'une bonne alimentation, devraient être recommandés scrupuleusement à toute personne placée

---

(1) Voyez *Gazette Médicale de Paris*, août 1848 : *Recherches sur les causes des fièvres à quinquina en général, et en particulier sur les foyers qui leur donnent naissance en Algérie;* par le docteur Félix Jacquot ( de St-Dié ), médecin des hôpitaux militaires.

(2) M. Boudin, *Essai de géographie médicale*, page 53.

BIBLIOTHÈQUE NATIONALE R.F. IMPRIMÉS

dans les conditions favorables à l'atteinte des névropathies périodiques (1).

Il est certaines industries qui exigent dans les pays chauds l'établissement permanent de grandes nappes d'eau peu profondes, telles l'exploitation des tourbières, les marais salans, le rouissage du chanvre, la culture du riz, etc. Il faut alors les établir loin des habitations, dans des endroits encaissés de manière à ce que les vapeurs ne puissent s'étendre au loin.

On donne toujours une direction aux émanations morbifères, soit en construisant dans le sens habituel des vents une allée de végétaux élevés et serrés, soit en pratiquant une ouverture au centre d'une colline de manière à faciliter leur écoulement dans une vallée voisine.

C'est pour les mêmes motifs qu'il sera spécialement recommandé de ne pas construire d'habitations au voisinage des flaques d'eau, au niveau des plaines constamment humectées, mais bien sur un terrain plus élevé. Ceux, en effet, qui ont parcouru cette belle contrée algérienne, ont dû remarquer les traits saillants qui différencient les Indigènes des plaines, de ceux qui habitent les montagnes. Chez les premiers, une faiblesse générale d'organisation physique et morale, un cachet de langueur pour ainsi dire normal; chez les seconds, une richesse de santé et de vigueur corporelle alliée à une intelligence développée.

N'oubliez pas que si le sol qui repose assez profondément sur des couches argileuses, calcaires, peut être favorable à la culture et au dessèchement des grandes nappes d'eau, d'un autre côté il offre des chances d'humidité constante aux habitations qui s'élèveraient à sa surface.

Quant aux conditions atmosphériques des montagnes élevées,

(1) Il va sans dire que les travaux sus-indiqués ne devront pas, autant que possible et pour les mêmes raisons, être exécutés pendant la saison dite *des fièvres*, c'est-à-dire celle dénommée par les auteurs *endemo-épidemique*.

elles peuvent être, dit-on, assimilées, pour ce qui est de leur climature, à celles du midi de la France.

Les portes et les croisées des habitations seront, autant que possible, disposées de manière à ce qu'elles ne se trouvent pas du côté des vents chargés des vapeurs *miasmatiques*, dont il faut s'isoler par tous les moyens le jour comme la nuit, en leur interceptant toute communication avec les appartemens. Il est reconnu en Algérie que les vents du nord ou du nord-ouest amènent le plus ordinairement les pluies, et que l'exposition au sud est plus généralement avantageuse.

L'habitude de se vêtir avec la flanelle, d'allumer de temps à autre, notamment le soir, du feu dans l'intérieur et autour des habitations, des camps, etc., ne devra point être négligée. Cette dernière a pour principal effet de mettre à l'abri du contact des vapeurs, d'accélérer leur passage, de les écarter le plus promptement possible, et de renouveler l'air ambiant. Les soldats, en arrivant au bivouac à la fin du jour, n'ont rien de plus pressé que d'édifier et d'alimenter de vastes foyers auprès desquels ils trouvent un grand délassement à leurs fatigues, font sécher leurs effets mouillés de sueur par une longue marche, et entretiennent une grande circulation de courants d'air.

Quant aux hygiènes publique, constitutionnelle, sexuelle, professionnelle, etc., leur importance au sujet de la production de la névropathie périodique est irrécusable. Nous ne saurions cependant en tenter une satisfaisante esquisse dans un cadre aussi restreint que celui qui est indiqué dans les termes mêmes de la question de ce concours. Nous ne pouvons donc rappeler ici que quelques indications justifiées par les limites de ce mémoire, d'autant plus que la prophylaxie générale de la névropathie intermittente plane de tous côtés sur le vaste champ de l'hygiène générale, et concerne particulièrement, en Algérie, l'hygiène spéciale du soldat, du colon. Chacune de ces positions nécessiterait un volume pour le développement des précautions sanitaires qui les concernent. Bornons-nous donc au rappel des plus importans préceptes, tels que :

Éviter l'encombrement des habitans d'un même local, la stagnation des foyers d'infection dans l'intérieur ou auprès des logemens, le passage subit dans l'état de transpiration à un milieu frais, l'abus des fruits en été, l'emploi surtout de l'eau simple comme boisson trop réitérée, des alcooliques, de l'absinthe en particulier, les excès d'alimentation, etc. ;

Porter constamment une ceinture en flanelle, des vêtemens amples ;

Mettre la plus grande prudence dans les ablutions quotidiennes que réclame le climat et qui cependant sont, chez les naturels du pays, la source d'un grand nombre d'affections pulmonaires, intestinales et névropathiques ; elles doivent être faites à l'eau tiède autant que possible ;

Adopter l'habitude de prendre journellement la décoction de café à la mode indigène, mais tiède, et de voyager la nuit avec le burnous arabe qui garantit fort bien la tête et le ventre ;

La sieste ou repos au milieu du jour nous paraît une chose contre nature. Si la chaleur méridienne exige de la tranquillité et la permanence au domicile à l'abri des rayons solaires, il ne faut point favoriser l'action congestionnelle de cette haute température en s'adonnant au sommeil.

Il nous resterait, entr'autres points importans, à traiter deux questions de la plus haute gravité, celle des établissemens médicaux au sein des populations arabes, comme seul moyen de bien enseigner l'hygiène ; et le croisement des races indigène et française dans le but de créer une nouvelle race complètement acclimatée par le fait des combinaisons organiques. Nous les avons développées en autre lieu (1), et d'ailleurs ce sont des problê-

(1) *De la Création des hôpitaux arabes.* (Voir le journal l'*Akhbar* du 17 octobre 1848.)

mes qui ne demandent plus qu'une solution, celle qu'ils attendent de l'intelligence du Gouvernement. En un mot, la prophylaxie de la névropathie intermittente et l'avenir de l'Algérie semblent renfermées dans ces deux termes : acclimatement, productions.

### Moyens Curatifs.

Malheureusement, pour celui qui habite en Algérie, dans ce pays où la civilisation semblait avoir pris à tâche de ne plus se montrer avant notre apparition, mille circonstances dépendantes de la condition sociale, de la position, des nécessités même de la vie, de l'oubli des préceptes hygiéniques, etc., l'empêchent de se soustraire constamment et complètement à l'influence des causes morbifères ; et la névropathie intermittente, comme nous le voyons chaque jour, continue, quoiqu'à un degré bien moindre cependant, à se montrer assez fréquente dans un grand nombre de localités.

Est-il possible de pressentir l'approche de l'accès ? Dans bien des cas, il apparaît d'emblée : quelquefois cependant, il est précédé de quelques symptômes vagues, résumés dans un malaise général, soit des courbatures, un peu d'anorexie, soit une céphalalgie, une spinalgie légère, etc. Dans ces circonstances, que nous regardons comme *exceptionnelles*, un moyen perturbateur quelconque, en rapport toutefois avec la nature des lésions organiques ou fonctionnelles, peut être suivi d'un bon effet, soit en empêchant le développement de l'accès ( ce qui est rare ), soit en amoindrissant sa force, sa violence, sa durée : tels sont les vomitifs, les éméto-cathartiques, la saignée générale, les bains tièdes, les révulsifs portés sur les membres, les sangsues à l'épigastre, les préparations opiacées, sudorifiques, surtout le repos, etc. Toutefois, la prudence exige que l'on soit très-sobre de ces prétendus moyens préventifs, car les phénomènes qui précèdent parfois l'invasion des accès, peuvent très-bien appartenir à d'autres maladies sur la marche et le développement desquelles la médication employée ne serait pas sans inconvéniens. *In dubio abstine.*

Enfin, une fois l'accès déclaré, que convient-il de faire ?

Comme Hippocrate, attendrez-vous, pour agir, l'arrivée du 7e accès ? Laisserez-vous, à l'imitation de Sydenham, la maladie s'user peu-à-peu ? Ou bien, à l'exemple de Sidi-Mohammed, thoubibe arabe contemporain, chercherez-vous à rendre les accès de plus en plus fréquents en conseillant au malade de s'exposer à une extrême fraîcheur dès que le corps aura été inondé de sueur par une longue course ? Ou bien encore, imiterez-vous cette autre manière de faire des Arabes qui, dès le début de l'accès, soumettent à une constriction presque suffocante le cou de leurs fébricitans, leur tiraillent ensuite la peau du nez et de la nuque, puis leur inondent la figure avec l'eau la plus fraîche possible ?

Évidemment, l'inutilité, le danger même de quelques-unes de ces pratiques, qu'à pu et que peut seule excuser l'ignorance du sulfate de quinine, d'autre part la tendance des névropathies périodiques à promptement passer à la perniciosité en Algérie, dicteront l'urgence d'un traitement complètement rationnel, dont nous allons chercher à esquisser les principales indications.

Dans les cas ordinaires, si le médecin est appelé au début de l'accès, c'est-à-dire dans la période du frisson, il doit suivre les indications de la nature, diminuer la longueur et la violence des stades, en favorisant leur éclosion et la rapidité de leur succession. *Quò vergit natura, eò ducendum.* Pour ce faire, une fois les causes déterminantes écartées autant que possible, le malade sera immédiatement couché et bien couvert, la plante des pieds mise en contact avec des briques ou autres objets fortement chauffés, ou avec des vases remplis de liquide bouillant. On administrera des boissons diaphorétiques ( infusion de tilleul, de feuilles d'oranger surtout, vu leur abondance en Algérie ). Je me suis bien trouvé de faire donner parfois un lavement d'eau simple, d'une température assez élevée ; ce moyen a paru accélérer notablement le retour de la chaleur à la périphérie du corps. Une potion éthérée, à 40 ou 60 gouttes, des frictions d'alcoolé de camphre sur la région vertébrale, réussissent également bien. Les bains de vapeurs ou chauds conseillés par quelques médecins ne sont peut-être pas susceptibles d'une commode application, dans les circonstances si diverses et particulières où l'on se trouve en Algérie, au début de l'installation des centres de population : ils auraient d'ailleurs le grand inconvénient d'exposer les malades à se refroidir en en sortant, justement au moment où la réaction commence à s'établir.

La conduite à tenir dans le stade de chaleur sera tout opposée. L'on dégagera peu-à-peu le malade du poids de ses couvertures : aux boissons sudorifères succéderont des tisanes fraîches, acidulées ( limonade de citron, orangeade ), prises en quantités modérées. Le bain froid, recommandé par les italiens (Giannini), ne saurait être employé, à notre avis, sans de grands dangers.

Dès le début de la 3e période, il sera ordonné de tenir le malade chaudement, de changer son linge aussitôt qu'il aura été imbibé de sueur, de lui administrer les boissons chaudes conseillées au début de l'accès. L'on veillera attentivement à ce qu'il ne se refroidisse pas, à ce que l'air de l'appartement soit peu-à-peu renouvelé et non brusquement comme on a l'imprudence de le faire assez souvent. On ne permettra de quitter le lit que quand la peau aura cessé de se couvrir de gouttelettes de transpiration.

Il est superflu de rappeler que pendant toute la durée de l'accès, le malade devra se priver de toute alimentation.

L'accès d'une névropathie simple, telle que nous l'avons supposée, étant terminé, il convient d'en prévenir le retour, par un moyen tellement héroïque, que le médicament qui triomphe dans la presque totalité des cas a pu s'attirer le nom de spécifique. Nous voulons parler du quinquina, et du sulfate de quinine en particulier : leurs succédanées ne nous arrèteront qu'un instant.

A quel moment faut-il administrer le quinquina? *Adhùc sub judice lis est.* Les uns ( Torti ) recommandent de le donner avant l'accès ; les autres ( Sydenham, Bretonneau ), immédiatement après. Nous pensons qu'il doit être employé le plus tôt possible, et cela en vue surtout des accidens, des complications qui surgissent si brusquement en Algérie, pendant la marche de la névropathie la plus bénigne en apparence. Il m'est arrivé , étant appelé au début d'un accès, de faire immédiatement ingérer, soit par l'estomac, soit par le rectum, une certaine dose de quinine, et cela dans la crainte d'une aggravation de l'état du malade, que certains symptômes ou son tempérament donnaient droit de pressentir. Je m'en suis toujours bien trouvé, modifiant cependant cette manière de faire d'après mon observation, que :

1° Donné par la bouche pendant la période de froid, le quinquina réussit moins bien que s'il est administré durant l'un des stades suivants ;

2° Introduit dans le rectum pendant le premier stade, il agit aussi efficacement que possible.

Ainsi donc, la règle serait de faire prendre le médicament le plus tôt possible, et ceci paraît rationnel, parce que, plus vite le système nerveux reçoit l'impression curative de cette substance, plus aussi l'accès tend à diminuer dans certains cas, à ne plus reparaître dans la majorité des circonstances.

Les anciens qui étaient privés des précieuses ressources du quinquina pouvaient seuls penser que la névropathie intermittente devait être respectée et ne subir aucun traitement.

Sous quelle forme convient-il d'administrer le quinquina ? A cette question se rattache évidemment celle de son introduction dans l'économie.

On a beaucoup discuté sur la manière la plus commode, la plus efficace de donner ce médicament ; mais ici, comme en toutes choses en médecine, l'*exclusivisme* est malheureusement venu se mettre à la traverse et imposer une règle implacable pour des cas plus ou moins identiques et dans lesquels évidemment l'âge, le sexe, certaines conditions particulières dictent des considérations nécessairement spéciales.

Comme nous ne pouvons nous arrêter à discuter les inconvéniens de chaque préparation, nous croyons suffisant de formuler les préceptes généraux suivans :

La *poudre* ( six à vingt grammes ) et l'*infusion* ( six à vingt-cinq grammes ) de quinquina jaune sont généralement mal supportées par les premières voies digestives ;

Le *vin* ( trente à cent grammes ), le *sirop* ( trente à soixante grammes ) de quinquina ne conviennent que dans les névropathies intermittentes anciennes, notamment quand elles sont accompagnées d'un délabrement des fonctions intestinales ;

La *pommade* ( un gramme et plus dans vingt grammes d'axonge, avec addition de quelques gouttes d'alcool ) de sulfate de quinine, excellente préparation dans les cas surtout où le tube digestif est atteint, s'emploie avantageusement chez les malades pris de vomissemens et de diarrhée ( cas dans lesquels l'absorption intestinale se trouve de beaucoup diminuée ), chez les femmes et les enfans, à cause de l'extrême répugnance des premières pour l'amertume du sel de quinine, et à cause de la difficulté de le faire conserver quelques instans aux seconds, soit en potion soit en lavement. Les frictions seront faites aux aînes, aux aiselles; il nous semble préférable de les pratiquer sur toute la région vertébrale et la surface abdominale entière.

La *forme pilulaire*, que recommande la facilité du transport et d'un dosage variable à exécuter par le malade lui-même, est certainement le pire de tous les moyens d'administration, en raison de son infidélité d'action qui entraîne avec elle un surcroît de dépenses et un traitement plus long.

Les *lavemens* de sulfate de quinine ( un, deux et trois grammes) ont de grands avantages quand le malade est fatigué par les vomituritions, mais ils exigent des précautions que peu de malades peuvent et savent bien exécuter, et un état sain du rectum propice à l'absorption. Ils conviennent principalement aux adultes.

Reste la *poudre* de sulfate de quinine, le meilleur de tous les modes d'introduction, parce qu'elle agit plus sûrement, plus promptement, malgré son seul inconvénient, l'amertume, qu'il est du reste facile de dissimuler assez complètement, au moyen d'une décoction légère de café. La dose est de cinq décigrammes à un gramme ou plus.

Nous ne pouvons, dans cet exposé des diverses formes d'emploi du sulfate de quinine, préciser les quantités qui conviennent en général : il faudra avoir égard à l'âge, au sexe, au tempérament, surtout à la susceptibilité des sujets et aux complications particulières de la maladie.

L'on est aujourd'hui plus habile à manier le sulfate de quinine, et si l'hygiène a fait beaucoup en Algérie pour diminuer le grand nombre des hydropisies et des hypérémies spléniques consécutives aux affections intermittentes du climat, il faut rapporter aussi une large part dans les succès à l'administration mieux entendue du remède spécifique. L'Algérie ne renvoie plus en France, comme il y a dix ans encore, des légions d'individus tourmentés par la surdité, une céphalalgie opiniâtre, une irritation gastro-intestinale, etc., accidents qui se dissipaient peu-à-peu dès la cessation de la médication.

Les médecins actuels de l'Algérie, héritant de l'expérience de leurs devanciers, administrent le sel de quinine avec une prudente réserve dont le plus bel éloge se trouve dans la diminution même des accidens consécutifs aux névropathies intermittentes. N'est-ce pas d'ailleurs une sorte d'inhabileté apportée dans l'emploi du sulfate de quinine qui jadis l'a fait décrier par l'École physiologique entr'autres, comme un remède irritant, allumant la fièvre dans les intestins ?

On rencontre encore en Afrique des malades, des mères de famille principalement qui, poussés par une sorte de *kinophobie*, redoutent comme le feu l'usage du sulfate de quinine; et si vous n'y prenez garde, la promesse qui vous est faite de l'administrer est rarement tenue. Vous êtes donc intéressé à ce que le sel soit ingéré, et la meilleure conduite à suivre est de le faire prendre devant soi. De cette façon, les médecins d'Afrique détruiront peu-à-peu le préjugé encore assez enraciné dans le peuple contre les dangers de son emploi méthodique.

Quant à la dose, doit-elle être fractionnée ou prise d'un seul trait? Évidemment, donné en une fois, il combat plus énergiquement le principe pathogénique. Nous avons l'habitude, dans les cas ordinaires, d'en faire toujours prendre une dose avant que le malade ne s'endorme le soir. Le repos de la nuit et la vacuité de l'estomac semblent favorables à l'absorption et à la liberté d'action du quinine. Il va sans dire que dans les cas où il y a urgence d'agir promptement, cette substance doit être donnée hardiment, à unique et assez haute dose.

L'addittion d'acide recommandée par les auteurs et les pharmaciens pour compléter la dissolution du sulfate, semble inutile, l'estomac, les régions inguinale, axillaire étant chargés d'une suffisante quantité de ce principe menstruel. D'ailleurs la poudre de sulfate de quinine prise dans le café ne nous a jamais fait défaut, et la rapidité de son effet, sans l'addition précitée, satisfait à cet égard.

En résumé, pour les hommes et les adultes, le sulfate en poudre; pour les femmes et les enfans, la pommade ou les lavemens ; telles sont en peu de mots les préparations les plus rationnellement indiquées au point de vue général. Tous les médecins savent combien cette question, futile au premier abord, puise d'importance dans une pratique consciencieuse. Que de fois, par exemple, les pilules n'ont-elles pas causé la diarrhée, des vomissemens, parce qu'elles jouaient dans l'estomac le rôle de corps étrangers ? Dans une maladie aussi capricieuse dans ses allures que la névropathie intermittente, le moyen le plus prompt de la combattre, doit être sans cesse préféré.

L'on a conseillé, dans les cas où un enfant à la mamelle est atteint de l'affection périodique, de donner le remède spécifique à la nourrice. La promptitude de l'aggravation de la maladie chez les nouveaux-nés, la lenteur et souvent même l'effet douteux de l'action de la quinine par la voie de l'allaitement, font conseiller de rejeter ce mode d'administration, et de *quininiser* directement le petit malade.

Quant au régime que doit suivre le malade dans le cours d'une névropathie intermittente, il ne saurait être dicté d'une manière générale. Les complications, la constitution, l'ancienneté de la maladie seront les sources des indications. Nous dirons toutefois que la diète complète est rarement d'une absolue nécessité : la gravité de l'état des voies digestives peut seule la faire recommander. Il paraît convenable, dans un pays chaud comme l'Algérie, de ne pas trop y astreindre les malades, le climat leur offrant bien assez de causes de débilitation, sans qu'on les augmente dans les momens de souffrances physiques, surtout pendant les grandes chaleurs de l'été où l'organisme est rapidement et profondément énervé par d'abondantes transpirations.

Cette observation s'applique aux flux chroniques des intestins, lesquels épuisent aussi considérablement les forces des malades.

Fidèle à notre principe de ne rien réjeter, de ne rien admettre d'une manière absolue, nous nous occuperons plus loin, en lieux plus opportuns, des prétendues succédanées du quinquina si merveilleusement vantées pour tomber ensuite dans l'oubli. Ces substances diverses n'ont d'avantages incontestables que dans certains cas donnés. Toutefois, le quinquina une fois administré, dans les cas simples pris jusqu'ici pour exemple, on peut approuver l'emploi des amers à titre de tisanes uniquement, puisque leur réputation d'héritiers des vertus admirables du quinquina n'a pas tardé à se briser contre la brutalité des résultats d'une sévère observation. C'est ainsi que des préparations aqueuses ( six à dix grammes de substance pour un kilogramme de véhicule, en général ) de feuilles de houx, d'olivier, de racines de fraisier, d'arnica, d'écorce de marronnier d'Inde, de glands torréfiés, des sommités de petite centaurée surtout, etc., trouvent constamment une utile application. Mais la boisson la plus convenable en pareille circonstance, c'est la décoction de café légère et froide. Nos soldats, les indigènes et un grand nombre de personnes qui habitent depuis longtemps l'Algérie, savent très-bien tout le parti avantageux que l'on peut en tirer dans le courant des névropathies périodiques. L'action sédative de cette substance lui donne le droit de passer pour un des meilleurs auxiliaires de leur médication rationnelle et spécifique.

Doit-on continuer le traitement des névropathies intermittentes simples une fois la disparition bien avérée des accès? On peut s'étonner à bon droit d'une semblable question, car dans toute autre maladie, il n'est guère habituel de persévérer dans les remèdes quand les symptômes ordinaires qui la constituent ont été dissipés par leur emploi.

Les Italiens en donnant le quinquina quelques semaines encore après la cessation des phénomènes périodiques, ceux qui l'administrent à des doses décroissantes ( à quoi bon, si une dose plus forte a suffi pour guérir! )ne paraissent pas plus fondés de part et d'autre dans leurs opinions. Sans doute, une grande prudence est de règle après la guérison; mais c'est à une hygiène préservatrice qu'il faut s'adresser de préférence, et non à un abus de médicamens dont rien n'appelle plus la nécessité.

Du reste, c'est au tact seul du praticien à décider dans quels cas particuliers, la marche suivie par l'affection, sa nature, etc., peuvent nécessiter la continuation du traitement spécifique.

Tout ce que nous venons de dire de la médication des cas ordinaires, s'applique exactement aux divers types ( tierce, quotidien, quarte, etc.), parce qu'il a été admis plus haut que l'intermittence était le seul fond principal des névropathies périodiques de l'Algérie, et que les physionomies particulières qu'elles pouvaient revêtir, constituaient non des affections spéciales devant figurer dans des classes nettement différenciées, mais de simples complications dépendant soit de l'état général ou constitutionnel, soit d'une lésion organique concommittante.

Nous insistons sur ce principe parce qu'il constitue, à notre avis, la pierre fondamentale du traitement rationnel des névropathies intermittentes.

Interrogez, en effet, l'histoire médicale de l'Algérie, et vous verrez que, dans les premières années de l'occupation, les médecins imbus du système trop exclusif de la doctrine de l'irritation, s'attachaient à combattre, dès le début des *fièvres* intermittentes, les lésions encéphaliques, intestinales, etc., ne voyant, dans le quinquina employé dans de telles altérations, qu'un médicament contr'indiqué par leur présence et capable de les aggraver.

Cette crainte était à moitié pardonnable, parce que le sulfate de quinine n'avait pas encore été méthodiquement, prudemment manié comme une expérience de vingt ans y a conduit.

Mais, à la conduite dont nous venons de parler, succéda bientôt une réaction nécessaire, et quelques esprits hardis, forcés par le peu de succès de la méthode régnante à recourir à la lecture des ouvrages italiens, se trouvèrent amenés à adopter une pratique tout opposée.

Les aspects particuliers de la langue, les phénomènes rattachés aux lésions fonctionnelles ou organiques, cessèrent de devenir les jalons essentiels du traitement : le sulfate de quinine fut administré dès le début de l'affection.

Une nouvelle voie était donc ouverte ; l'expérience enhardit bientôt à la suivre avec confiance. L'emploi du spécifique devint plus méthodique, les malades ne s'en trouvèrent que mieux, et l'on peut avouer que le traitement des névropathies intermittentes de l'Algérie, épuré peu à peu des incertitudes et des erreurs dont il était entaché, touche aujourd'hui à une simplicité, à une sûreté bien voisine de l'infaillibilité, autant qu'elle est humainement possible, bien entendu.

En conséquence, loin de nous l'idée d'insister sur les nombreuses espèces de névropathie intermittente, admises par la généralité des auteurs et à la minutieuse description desquelles la thérapeutique ne gagnerait rien.

N'admettre que certaines formes de complications constitutionnelles, autorisant de légères variations dans le traitement indiqué plus haut comme type, c'est le seul parti auquel nous croyons réellement sage et rationnel de s'arrêter.

Exposons donc à grands traits ces particularités symptômatiques ; mais rappelons-le, un fait qui doit dominer au plus haut point le traitement des névropathies intermittentes compliquées, c'est l'urgence d'administrer *de suite* le sulfate de quinine à plus ou moins haute dose ; puis de combattre ensuite la condition pathologique coïncidente et dont l'influence tend à les aggraver en modifiant leur phénoménisation ordinaire, lorsqu'elles n'ont pas disparu après l'administration de l'antipériodique (le contraire arrive dans la majorité des cas). Ainsi l'état dit *remittent*, ne saurait être rationnellement regardé que comme une affection intermittente compliquée d'une lésion, d'une irritation, d'un état morbide prédominant, qui en fait le principal danger, en entretenant ou aggravant la réaction, etc.

Chaque organe, chaque système important de l'économie pouvant être fonctionnellement, organiquement levé, il serait fastidieux de passer en revue toutes celles de leurs altérations qui peuvent compliquer la névropathie intermittente. Nous n'aurons donc qu'à parler de celles d'entr'elles dont la fréquence en Algérie les rend dignes d'une mention particulière.

*Complication du côté de l'encéphale.*

Habituelle chez les individus pléthoriques, jeunes ; caractérisée en général surtout par le peu de durée du premier stade de l'accès, par une énorme activité circulatoire au deuxième, par un pouls plein, dur, elle se différencie depuis la céphalalgie et la somnolence ordinaire jusqu'au délire et au coma le plus extrême.

Ses degrés de phénoménisation sont nombreux et fournissent dans leur summum d'intensité une des complications graves, malheureusement très-fréquentes de ce climat.

N'ayant pas à tracer ici l'histoire particulière de chacun de ces états, nous devons nous borner à rappeler que le traitement indiqué comporte en première ligne le sulfate de quinine à assez forte dose (un, deux grammes), puis les émissions sanguines générales et locales, les réfrigérants sur le crâne, les révulsifs portés sur les extrémités inférieures, les purgatifs, les boissons acidulées, etc.

A cette catégorie se rapportent les formes particulières décrites par les auteurs sous les noms de :

1° *Comateuse*, *carotique*, *apoplectique*, *léthargique*, *soporeuse*, (respiration stertoreuse, insensibilité plus ou moins forte, dysphagie, mutisme, facies étonné, etc.) ;

2° *Délirante* (visage animé, injecté, pouls temporal violent, cris, incohérence des idées, etc.).

Ces formes se présentent fréquemment en Afrique pendant la saison des chaleurs.

*Complications du côté des poumons.*

Elles ne comprennent guère que des accidents intercurrents, la plupart du temps résultant de la violence des congestions réactionnelles, et tels qu'une hémorragie (forme *hémoptoïque* des auteurs), un point de côté (f. *pleurétique*), une hypérémie pulmonaire (f. *pneumonique*), un raptus apoplectique du poumon (f. *apoplectique pulmonaire*), etc.

Ces phénomènes symtômatiques, peu fréquents du reste en Algérie, ne changent en rien le traitement régulier de la névropathie intermittente, et ne réclament que la médication qui leur convient à titre de complications.

*Complication du côté du cœur.*

Elle consiste en certains troubles (f. *syncopale, carditique* des auteurs), caractérisés par des faiblesses coup sur coup, un pouls petit, une vive douleur précordiale, de nombreuses palpitations tumultueuses, etc.

Dans ces cas, rares en ce climat, l'indication est toujours de combattre les accès périodiques, puis de traiter les lésions cardi-tiques d'après les régles enseignées dans leur histoire pour les circonstances ordinaires.

*Complications du côté de l'abdomen.*

Extrêmement fréquentes en Algérie, notamment chez les Indigènes, elles se présentent, à l'état chronique surtout, sous un aspect excessivement grave, qui leur donne toute la responsabilité de la mortalité.

Les formes décrites par les auteurs sont excessivement nombreuses, et s'adressent à la lésion de chaque organe distinct de l'abdomen. La pratique prouve au contraire que les viscères de cette cavité ne sont jamais atteints isolément. Aussi nous semble-t-il entièrement conforme à l'observation quotidienne de n'admettre que certaines complications principales, d'autant plus que, comme le remarque un médecin fort distingué qui a longtemps observé en Afrique ; « c'est sans doute un fait inexplicable que » cette tolérance du tube digestif pour le sulfate de quinine dans » les affections intermittentes, même dans les cas où la mem- » brane muqueuse est violemment surexcitée. »

C'est pourquoi nous regardons comme indispensable, en présence des succès du quinine administré malgré des symptômes gastro-intestinaux, plus ou moins sérieux, de réduire de beaucoup le grand nombre des variétés admises jusqu'à ce jour.

L'on observe le plus fréquemment l'irritation *gastro-hépatique*, indiquée par le tempérament bilieux du malade, des vomissemens bilieux, de la céphalalgie sus-orbitaire, de l'anorexie, une teinte ictérique bornée aux conjonctives ou étendue à la surface du corps, l'amertume du goût, une soif vive, de la constipation opiniâtre, un enduit jaunâtre de la langue, etc. Les émétocathartiques, les tisanes acidulées, réussissent très-bien dans ces cas, concurremment, bien entendu, avec le sulfate de quinine. Si l'appétit tarde à revenir, les préparations *amères* détruiront les dernières traces de l'état dit embarras gastrique.

Parfois, chez les individus sanguins notamment, une douleur atroce se manifeste à la région épigastrique, surtout vers le cardia *(f. épigastralgique, cardialgique)*; le malade se tord dans le lit, il a de nombreuses nausées sans vomissemens; la face est grippée, la langue d'un rouge vif, la soif extrême, etc. L'éther, l'acétate de morphine en potions, de grands bains tièdes, sont particulièrement indiqués. Il est rare que les sangsues aient besoin d'être appliquées, *loco dolenti*.

Les formes *diarrhéique*, *dyssentérique* se manifestent par l'abondance du flux intestinal, muqueux ou glaireux, sanguinolent ou puriforme, avec ou sans coliques et ténesme, surtout pendant les accès. On rencontre principalement ces sortes de salivations intestinales chez les individus usés par de nombreuses récidives de névropathies intermittentes anciennes. Il est souvent utile d'associer ici aux préparations opiacées, les ferrugineux, une bonne alimentation. Les eaux martiales et minérales de Teniet-el-Hâd (province d'Alger) m'ont rendu de grands services dans ces circonstances.

L'hébétude du facies, une prostration extrême, la confusion des idées, le ballonnement du ventre, le gargouillement de la fosse iliaque, la carpologie, une langue fuligineuse, une soif ardente, l'émission involontaire des urines et des fécès, etc., caractérisent la forme *typhoïde*, fréquente dans cette zône climatérique, notamment dans les centres de population où règne une misère extrême jointe à de tristes conditions morales. Ici, comme dans la forme précédente, le quinquina doit tenir le haut du pavé en thérapeutique.

La forme *cholérique algide* n'est qu'une dyssenterie grave ; le traitement est à peu près identique, on y adjoindra les boissons glacées, les anti-spasmodiques.

Quant aux altérations de la rate (forme *splénique*), elles méritent certainement l'attention du praticien, mais bien moins que les théories exclusives de quelques médecins l'ont prétendu. Ainsi, il est d'observation quotidienne, que l'hypérémie de la rate existe *exceptionnellement* au début des affections intermittentes, et que d'autre part elle se dissipe fort bien sous l'influence du sulfate de quinine à plus ou moins haute dose ; les frictions de pommade de ce sel, pratiquées sur la région splénique, accélèreront la disparition des accidents. Les cas de rupture de rate comme ceux de déchirure du foie sont extrêmement rares en Algérie. Il n'en est pas de même des abcès du foie, sur lesquels M. le docteur Haspel (*Mémoires de médecine militaire*, tome 55) a publié un remarquable travail et dont la nature toute spéciale de ce mémoire ne nous permet pas de parler plus longuement. Les splénocèles chroniques exigent un traitement général tonique, substantiel, uni aux préparations amères, le changement de localité, l'usage des eaux minérales et acidules, etc. L'établissement thermal d'Hammam-Rira, près Milianah, rend sous ce rapport de grands services chaque année.

La question des *hydropisies ascites* a sa haute importance également, en considération des lésions organiques qui les accompagnent, de l'impotence générale à laquelle elles condamnent les malades. La nature des causes est essentielle à connaître ; car, si la collection aqueuse du péritoine succède à des hémorrhagies, à des émissions sanguines considérables, c'est aux toniques, aux ferrugineux qu'il faut recourir ; si, au contraire, elle tire son origine d'une affection du foie, de la rate, il est rationnel de traiter ces viscères tout d'abord, afin de détruire la source de l'hydropisie.

On rencontre chez quelques individus assez bien portans, des ascites sans tumeurs du foie, de la rate, en un mot sans obstacles à la circulation veineuse abdominale ; le sulfate de quinine triomphe parfaitement de ces collections dépendant probablement, dans certains cas donnés, d'une condition d'hyposthénisation nerveuse générale, comme semble l'indiquer la prostration extrême qui succède à des évacuations intestinales excessives, chez les hydropiques de cette espèce.

Les indications thérapeutiques des collections séreuses qui compliquent les affections périodiques de l'Afrique, sont, avant tout, le traitement complet de ces dernières, puis l'usage des analeptiques, le changement de localité, une alimentation succulente, les préparations martiales, les tisanes sudorifiques, diurétiques, etc. C'est ici, surtout, que les substances arsénicales seront heureusement employées, si le sulfate de quinine semble n'avoir plus que peu d'influence sur la disparition de l'hydropisie.

Il n'y a rien de particulier à signaler pour les formes *péritonique*, *vermineuse*, *cystique*, *néphritique*, etc., des auteurs.

Que dire des formes *diaphorétique*, *rhumatismale*, etc., qui ont également eu cours dans la science ?

*Complications du système nerveux.*

Pour épuiser le théâtre des complications des névropathies intermittentes de l'Algérie, nous terminerons par quelques considérations sur un élément frequent et le plus grave, c'est-à-dire la forme *pernicieuse*.

Quand on considère les symptômes des accès dits pernicieux,

leur marche insidieuse surtout, le résultat si peu positif et si peu explicatif des autopsies, on est, malgré soi, à les faire tous dépendre d'une cause unique, à savoir d'une lesion du système nerveux.

Ils se montrent en grand nombre à l'époque des fortes chaleurs, semblent s'annoncer par la violence des réactions, un dérangement dans la marche ordinaire des accès, l'altération du facies, un pouls filiforme et irrégulier, une prostration extrême, etc.

Chacune des manifestations symptomatiques a servi de base pour leur luxurieuse énumération; mais que gagne la thérapeutique à posséder les divisions de *tétanique, d'épileptique, d'hydrophobique, de cataleptique, de convulsive, d'algide,* etc. ? Le fond de la médication n'est-il pas toujours le même : sulfate de quinine, puis antispasmodiques (éther), synapismes et vésicatoires aux extrémités ; valériane et arnica, etc. ?

Telles sont les principales complications dont les névropathies intermittentes peuvent être accompagnées en Algérie. Il est bon de rappeler que leur gravité dépend souvent des lésions antérieures des organes, lésions qui deviennent une cause prédiposante pour leur réapparition et réclament une extrême attention de la part du praticien pour une juste appréciation de leur valeur symptomatique et du traitement particulièrement hygiénique à tracer.

Terminons ce chapitre en disant que la grossesse n'est nullement un obstacle à l'emploi de tous les moyens antipériodiques conseillés ci-dessus, et du sulfate de quinine en particulier.

### Moyens Préventifs des Rechutes.

Après avoir passé en revue les moyens préservatifs et médicateurs de la névropathie intermittente, nous devons consacrer quelques lignes à l'indication de tout ce qu'il convient de faire pour éviter de nouveau ses atteintes. Cette affection en Afrique, est en effet fort sujette à récidiver.

Le retour aux causes qui l'ont produite, — les écarts de régime, — les imprudences durant la convalescence, — l'impossibilité souvent pour le militaire, pour le colon, de se soustraire continuellement à la proximité des foyers insalubres, — les traces de lésions viscérales que l'on a négligé de dissiper complètement et qui redeviennent l'occasion d'une prochaine rechute, — l'absence de précautions hygiéniques lors du changement des saisons ou des variations de la température quotidienne à différentes heures, — les excès en tous genres, — toutes les causes qui ramènent la diarrhée, la dyssenterie, — les privations, — une mauvaise alimentation, — les difficultés de l'acclimatement, — la saison des pluies, — les causes morales tristes, — la nostalgie, — une mauvaise eau pour boisson, — la dentition chez les enfans, telles sont les principales causes de récidive contre lesquelles il faut se prémunir par tous les moyens possibles.

Telle névropathie périodique qui ne guérira point par le sulfate de quinine, cédera promptement si l'on change la forme de son administration, si on le combine avec un purgatif, avec quelques modificateurs du système nerveux, si enfin on le remplace quelque temps par les préparations arsénicales.

Il faudra revenir à l'examen des conditions de salubrité locale, domiciliaire, et des circonstances étiologiques signalées plus haut. Souvent un changement de localité et de climat devient absolument nécessaire.

Enfin, il est de règle et d'urgence d'évacuer le plus tôt possible sur le pays natal les individus réfractaires à la guérison des névropathies intermittentes.

La création de dépôts de convalescents sur plusieurs points de l'Algérie ou près des sources minérales, serait d'une haute utilité (1).

L'on sait qu'à Oran se trouvent principalement les dysenteries,

(1) Voyez à ce sujet notre article topographique sur *Téniet-el-Hâd et ses eaux minérales*, dans le journal l'*Akhbar* du 13 juillet 1848.

à Bône les névropathies intermittentes, que ces dernières sont rares à Tlemcen ; en étendant ainsi le cercle de nos statistiques pathologiques, nous arriverons promptement à pouvoir choisir pour les santés délabrées par les affections périodiques, des localités qui leur conviendront davantage. « Si l'histoire natu- » relle a besoin d'une bonne géographie physique, la science de » l'homme a besoin d'une bonne géographie médicale. » (Cabanis.)

J'ai eu l'occassion de conseiller le séjour momentané de Dellys à quelques personnes aux prises constantes avec les névropathies intermittentes ; elles en sont revenues radicalement guéries.

La difficulté de l'acclimatement qui décime tant d'organisations, serait moins à craindre si les individus séjournaient quelque temps dans le midi de la France, avant d'aborder pour la première ou une nouvelle fois le littoral africain.

Les voyages en Algérie doivent se faire en hiver ; le retour en France, dans le milieu de la belle saison.

L'utilité des croisements, des mélanges de races deviendra bientôt une vérité plus palpable encore, plus importante à mettre en pratique, si l'on veut réellement que les éléments employés à la colonisation aient le plus de chances possible pour résister aux causes pathologiques.

L'on a prétendu que l'air voisin des côtes était beaucoup plus sain ; de là l'idée des bateaux-hôpitaux exécutée par les Anglais qui s'en trouvent bien. Pourquoi ne les imiterions-nous pas ? tout du moins, pourquoi n'aurions-nous pas dans les villes du littoral de l'Algérie des dépôts de convalescens ?

Quant à l'armée, aux colons, il est facile de diminuer leur mortalité en apportant plus de sévérité dans le recrutement des hommes destinés à l'Afrique, et en donnant plus d'extension aux corps indigènes.

Il est avéré que l'on envoie beaucoup trop de jeunes gens dans ce brûlant climat, et que des constitutions qui n'ont pas encore subi toutes les transformations organiques de la croissance, doivent évidemment souffrir, à des degrés divers, de leur brusque implantation dans un pareil milieu d'air, de mœurs, d'existence qui leur sont totalement inconnus (1).

Nous avons été forcé par la nature spéciale du sujet proposé, et les termes mêmes de l'énoncé, d'être court dans ce chapitre. Les névropathies périodiques ont, comme toute maladie, une véritable forme chronique qui, traduite par des phénomènes divers de l'altération consécutive du sang (infiltrations séreuses, hémorrhagies, etc.), réclament, quant à leur traitement, des moyens généraux énergiques, et surtout les puissantes ressources de l'hygiène toujours conseillées avec succès en pareil cas.

---

Telle est la manière dont j'ai cru devoir exposer l'histoire thérapeutique de la *fièvre intermittente en Algérie.* Si plusieurs des opinions inscrites ci-dessus peuvent paraître suspectes par la brutalité, en quelque sorte, avec laquelle elles semblent vouloir innover, tout du moins elles trouveront une indulgence méritée, nous en sommes persuadé, en raison de la conviction sincère avec laquelle elles ont été exprimées.

(1) A plus forte raison, quand des organisations chétives doivent être qrisées par l'énergie des nouvelles influences climatériques, professionnelles, etc.

**EXTRAIT DU RAPPORT lu à la Société de Médecine d'Alger ( séance du 11 janvier 1850 ), par M. le docteur Agnély, Président et Rapporteur du Jury d'examen des mémoires adressés au concours de 1849.**

MESSIEURS ET COLLÈGUES,

A tous nous est présent, autant qu'il est précieux à Société tout entière, le souvenir de notre très-honoré correspondant le docteur Mabille.

Lors de sa mission médicale en Algérie, il répondit à votre confraternel accueil en donnant à notre naissante Société, au corps médical algérien, à l'Algérie enfin, un témoignage sérieux de son intelligente sympathie par le don généreux d'une somme de deux cents francs, destinée à indemniser et mieux à honorer l'auteur du meilleur mémoire qui nous serait produit, sur l'intéressante et opportune question du *Traitement des fièvres intermittentes, et principalement de l'administration du sulfate de quinine dans ces fièvres, en Algérie.*

Par cet acte de libéralité, le docteur Mabille a bien mérité de la science, de l'humanité, de la Société particulièrement, à qui il a ainsi fourni une très-légitime occasion de répandre au loin le fait de sa création et de son utilitaire existence.

Proclamons donc à nouveau pour lui notre sincère gratitude, et perpétuons en le souvenir à nos successeurs, en exposant ostensiblement dans le futur lieu de nos réunions une liste sous cadre, dite des Bienfaiteurs de la Société, et dont notre digne collègue occupera la première place.

Après cet hommage rendu au promoteur de l'importante mesure qui va faire l'objet de ce travail, il importe de nous appliquer à remplir religieusement ses intentions, et en même temps de tenir bien compte, aux estimables praticiens qui ont répondu à l'appel public que nous avons fait à tout le corps médical, d'avoir bien voulu se soustraire à l'anxieuse influence des événemens politiques et médicaux qui, durant ces deux mémorables années, ont mis en suspens tout labeur de longue haleine et non obligatoire.

Le sentiment de ce devoir, Messieurs, vous a déjà déterminés à confier l'examen et l'appréciation des Mémoires qui vous sont parvenus, à une Commission nombreuse, et nommée au scrutin secret, dont le résultat a désigné, par ordre du nombre des suffrages, MM. Agnely, président; Dru, Toussaint-Martin, Négrin, Siviale, Romana.

Cette Commission, sous la direction de son Président, a soumis les Mémoires à un sérieux examen pour chacun d'abord en son particulier, puis en réunion et collectivement.

Attendu l'importance du sujet, et les circonstances particulières que nous venons de rappeler vis-à-vis du Donateur, et le puissant intérêt que doit prendre à cette solution la Société tout entière, la Commission a jugé convenable de faire précéder ses conclusions :

1° D'un résumé analytique de chacun des Mémoires ;

2° D'une appréciation comparative de l'œuvre des concurrents.

Dès-lors, la Société pourra juger elle-même de la valeur intrinsèque des Mémoires, et apprécier simultanément la déduction logique et impartiale des conclusions soumises à son approbation.

Dans la question des fièvres intermittentes paludéennes, comme elles sont en Algérie, la science, vous le savez, Messieurs, a émis deux explications théoriques assez distinctes, pour inspirer, imposer même aux hommes de l'art deux modes pratiques essentiellement différents dans le traitement de ces maladies.

. . . . . . . . Ces deux théories ayant été adoptées distinctement par les concurrents, c'est une étude vraiment attrayante que celle comparative entre les mémoires, tendant au même but par deux voies parallèles, mais nettement séparées.

Vous allez en juger :

Le mémoire ayant pris pour thême la théorie *névropathique* est celui portant pour épigraphe : *vivo et scribo in aëre africano.*

Ce mémoire a pour mérite très-essentiel un plan méthodique, simple et régulièrement suivi, ainsi que l'on en pourra juger, d'après ce résumé.

Le mémoire entier se compose de trois paragraphes, savoir :

Le 1er est d'introduction ;

Le 2e est consacré à la critique des causes, des dénominations, des divisions ou classifications admises dans l'histoire classique de cette maladie ; mais l'auteur utilise toutes ces considérations à un exposé net et précis des bases étiologiques sur lesquelles il se propose d'asseoir ses indications thérapeutiques ;

Le 3e paragraphe exclusivement consacré au traitement général des fièvres intermittentes en Algérie, et principalement de l'exposé critique du meilleur mode d'administration du sulfate de quinine dans ces fièvres, comprend en totalité le reste du mémoire, c'est-à-dire les trois-quarts de tout le travail.

L'introduction développe ce texte, que la question mise au concours est un acte — utile à la science, puisque très-loin encore sont les hommes de l'art de bien apprécier, bien connaître et bien appliquer les diverses particularités théoriques et pratiques des fièvres intermittentes ; utile à l'humanité, à l'Algérie surtout, parce que très-vastes sont les domaines de ce génie pathogénique, parce que désastreuse est son atteinte, à tel point que ses résultats ont créé dans un esprit éminent en médecine, la conviction que la population européenne ne saurait s'acclimater, d'où l'opposition publique et incessante que fait par suite à l'œuvre de la colonisation, un homme politique en quelque sorte spécialisé à ce résultat ; — honorable enfin pour la Société qui donne ainsi une judicieuse mesure de son intelligente sollicitude pour les vrais intérêts du pays tout entier.

En terminant ce paragraphe, l'auteur avoue reconnaître dans la plupart des maladies endémiques en Algérie, dyssenterie, diarrhée, fièvres intermittentes, etc., l'action délétère d'un même principe spécifique et endémique, ayant pour cause efficiente, non une seule influence, mais un ensemble d'influences, entr'autres l'alternative de la chaleur et d'un brusque refroidissement, etc., cette cause efficiente est une dans tous les cas de fièvre intermittente endémique.

Dans le 2e paragraphe, l'auteur se livre à des considérations importantes sur l'étiologie ; il critique, entr'autres, la dénomination hybride de pseudo-continue, les dénominations non susceptibles d'être généralisées en pareil cas, de fièvres lymnhémique, splénique, splénotrophique, etc., il prétend même que la dénomination, *fièvres,* est inopportunément appliquée à désigner cette maladie, attendu qu'elles n'ont aucun des sept caractères spéciaux qu'il énonce des pyrexies vraies et continues, et que pour lui, harmonisant la synonymie à l'étiologie, il désignera désormais toutes les affections de ce genre, dans toutes leurs variétés, sous le nom de névropathies intermittentes, périodiques. Cette dénomination nouvelle, il la fonde sur neuf considérans bien motivés ; il cite en outre les fièvres larvées, comme une névropathie complète constituant le premier degré parmi les accidents de ce genre.

Enfin comme preuve de l'influence première, réelle sur le système nerveux tout entier, il cite quatre cas fort intéressans de fièvres d'accès, ayant succédé à des chutes, d'où commotion nerveuse que guérit le sulfate de quinine. Il désigne ces observations sous le titre de fièvre intermittente traumatique.

3e Paragraphe : l'auteur de ce mémoire distribue en trois groupes distincts, l'ensemble des moyens de traitement applicables aux névropathies intermittentes suivant qu'ils ont pour but : 1° de prévenir de leur atteinte ; 2° de guérir ou faire cesser leurs attaques ; 3° de mettre à l'abri des récidives.

Les premières pages sont consacrées à présenter un judicieux exposé, une appréciation motivée de toutes les circonstances ou conditions d'hygiène publique et privée, — locale et domiciliaire, — professionnelle et personnelle, dans lesquelles il faut se placer, auxquelles il convient de se soustraire, pour vivre en Algérie, à proximité, au sein même des foyers miasmatiques et autres causes productrices de la névropathie. Ce remarquable faisceau de moyens et de conseils prophylactiques à l'adresse du colon, du soldat et de l'artisan, dénote, chez l'auteur, talent d'observation, esprit ingénieux.

Bien des aperçus utiles mériteraient d'être cités, si l'espace ne nous faisait défaut.

Il termine en disant que des observances hygièniques surtout dépendra la prompte et victorieuse réponse aux préjugés, préventions ou malveillance qui exagèrent, en Europe, la situation sanitaire en Algérie, et que les grands moyens de hâter cet utile effet, c'est que l'agriculture soit largement comprise et appliquée, que la Médecine obtienne active et incessante influence dans tous les centres de population européenne, et au sein même des tribus.

Les pages suivantes sont consacrées à exposer les moyens médicateurs ou curatifs, principalement par l'administration du sulfate de quinine.

Certains prodrômes annoncent-ils l'invasion prochaine d'un accès, alors, suivant la lésion fonctionnelle existante ou prévue, suivant la lésion organique ( s'il en existe ), prévenir ou attaquer l'accès par un moyen activement perturbateur, tel que saignée, sangsues, vomitif, éméto-cathartique, révulsifs, etc., c'est là un cas exceptionnel.

L'accès est-il en voie de développement ? suivre les indications de la nature en cherchant toutefois à diminuer la longueur et la violence des stades, en favorisant leur éclosion et la rapidité de leur succession.

En outre de la médication palliative, celle héroïque par le spécifique doit être administrée au plus tôt possible, même durant l'accès, si l'on peut craindre gravité ou complication ; parce plus vite le système nerveux reçoit l'impression curative du quinquina, plus vite l'accès s'éteint. Mais observez de l'administrer par l'anus, si persiste le stade froid, par le pharynx dans les deux autres stades.

Forme de l'administration : poudre et infusion de quinquina, mal supportées ; — vin, sirop, dans les intermittentes anciennes, avec délabrement des fonctions intestinales ; — pommade, excellente préparation en cas de vomissemens et diarrhée, chez les femmes et les enfans ; sous l'aisselle, sur l'abdomen et la colonne vertébrale ; — pilules, faciles à transporter, à doser, mais le pire des moyens d'administration, à cause de l'infidélité de son action et de son irritation comme corps étranger ; — lavements, excellent moyen, si le rectum est sain ; — poudre, le meilleur de tous les modes, malgré l'amertume que l'on dissimule en la prenant dans une décoction légère de café ; — doses de ces différentes préparations.

Si l'hygiène a de beaucoup amélioré l'état sanitaire du pays, l'expérience acquise par les médecins dans le traitement des fièvres intermittentes, a de beaucoup modifié les résultats cliniques ; si l'une a diminué les atteintes de névropathie, l'autre a rendu plus rares les lésions consécutives, et les récidives mortelles.

C'est l'inhabileté, par timidité d'abord, par audacieuse exagération dans l'administration du sulfate de quinine qui l'a fait jadis décrier par l'école physiologique comme un remède irritant, allumant la fièvre dans les intestins....... D'où le préjugé répandu à son encontre et qui persiste dans quelques familles au point d'obliger le médecin qui tient à de sérieux résultats à faire prendre le médicament sous ses yeux, surtout chez les femmes, les enfants.

Doses : en cas grave, la donner élevée, le plus tôt possible et d'un seul coup. Dans les cas ordinaires, l'auteur dit se bien trouver de faire prendre une dose de précaution en se couchant. Il y a lieu de penser en effet, que le repos de corps et d'esprit, la chaleur du lit, la vacuité des voies digestives doivent être favorables à l'action du sel de quinine. — Inutilité de l'addition d'un acide à titre de dissolvant ; inutilité de traiter les enfans à la mamelle par la voie des nourrices ; l'état de grossesse n'est pas une coutr'indication à ce traitement. — Recommandation de ne pas tenir les malades atteints de névropathie périodique à une diète trop sévère, sauf les cas de complications graves surtout dans les voies digestives, attendu que ni les climats chauds ni la nature de cette affection ne comportent le régime débilitant.

A titre d'auxiliaires, mais non de succédanées (il n'en est point encore de sérieux), administrer les tisanes amères, et par-dessus tout, à titre même de sédatif spécial dans ce cas, la décoction légère et froide de café.

Les accès ainsi bien sérieusement arrêtés, l'auteur déclare inutile de continuer l'administration du spécifique, sauf les cas exceptionnels que le tact médical indiquera.

C'est à l'hygiène qu'il importe de consolider la guérison.

Le traitement ci-dessus est proposé comme type à suivre dans tous les cas de névropathie intermittente simple, sous quelque forme qu'ils se révèlent, et sans se laisser arrêter par les troubles fonctionnels non suffisamment justifiés par l'existence vraie de l'une des complications sérieuses, à titre de lésion locale, qui vont être mentionnées.

Éviter les attermoiemens, la perte de temps souvent irréparable des prétendues médications préparatoires qui ont fait tant de victimes durant les premières années de notre occupation. C'est aux effets désastreux de l'application de la doctrine physiologique que l'on est redevable de l'administration du sulfate de quinine dès le début de l'affection, suivant la pratique italienne; et depuis lors on peut avancer que le traitement de la névropathie intermittente en Algérie, épuré peu-à-peu des erreurs, des incertitudes dont il a été longtemps entaché, touche enfin à une simplicité, à une sûreté bien voisine de l'infaillibilité.

Les complications les plus fréquentes et les plus sérieuses en Algérie, sont celles qui portent — sur l'encéphale, — sur le système nerveux, — sur le canal gastro-intestinal, — sur la rate et le foie, d'où les hydropisies, — sur le poumon et le cœur, mais plus rarement.

L'auteur entre à leur sujet, pour chacune, dans un court exposé symptomatique et thérapeutique; puis il conclut *pour toutes* que le fait dominant au haut degré le traitement des névropathies intermittentes compliquées, c'est l'urgence d'administrer le sulfate de quinine à plus ou moins haute dose, et de combattre ensuite spécialement par les moyens appropriés les conditions pathologiques coïncidentes, et dont l'influence tend à les aggraver en modifiant leur phénoménisation ordinaire.

Il considère les rémittentes, comme des intermittentes compliquées.

Les dernières pages de ce mémoire sont consacrées comme complément du traitement général des fièvres intermittentes en Algérie, à l'exposé des causes déterminant le plus ordinairement les récidives, — à la variante toute spéciale qu'il importe de donner à leur médication curative et préventive; — mais particulièrement à l'exposé des précautions d'ordre hygiénique et public, qu'il importerait à l'Administration de prendre pour compléter l'œuvre conservateur de notre art.

Cet article, pas plus que celui consacré à l'hygiène prophylactique ne saurait être analysé. Il faut le lire pour saisir toutes les aspirations élevées, toutes les vues ingénieuses et de haute valeur qui donnent à ce mémoire un mérite supérieur, un mérite d'opportunité locale très-sérieux; car fidèle à son épigraphe, l'auteur l'a bien réellement écrit, en Algérie, en vue de l'Algérie, et sur des maladies butinées durant un séjour de plusieurs années en Algérie.

........ Il posséde donc au plus haut degré la qualité algérienne qui est la condition première dans les vues de la Société et du Donateur du prix.

......... Relativement au prix, ce mémoire y a droit; la Commission à l'unanimité lui a rendu cet hommage.

## TABLE DES MATIÈRES.



BIBLIOTHÈQUE NATIONALE R.F. IMPRIMÉS

## Publications du même Auteur.

De la Suture des tendons. ( *Gazette Médicale de Paris*, 1845. )

Nouvel Appareil pour le traitement de l'entorse tibio-tarsienne. ( *Gazette Médicale*, 1846. )

Recherches sur les tumeurs sublinguales. — Strasbourg, 1845.

Mémoire sur le traitement médical de l'hydrocèle du testicule. ( Société Médicale d'Émulation de Paris, 1847. )

Mémoire sur le traitement de l'uréthrite vénérienne par les injections de sulfate de cuivre. ( *Abeille Médicale*, 1848. )

Notice topographique sur Téniet-el-Hâad et ses eaux minérales. — Alger, 1848.

De la Création des hôpitaux arabes. — Alger, 1849.

De l'emploi de l'acide azotique dans la gingivite ulcéreuse. — Alger, 1849.

Considérations pratiques sur les maladies de l'Afrique. ( *Journal de la Société de Médecine et des Sciences naturelles de Bruxelles*, 1850. )

**SOUS PRESSE:**

Notice sur les Eaux Minérales de l'Algérie.

www.ingramcontent.com/pod-product-compliance
Ingram Content Group UK Ltd.
Pitfield, Milton Keynes, MK11 3LW, UK
UKHW020349220726
13923UKWH00004B/1596